Saladas Deliciosas

Receitas Refrescantes para uma Alimentação Saudável

Ana Oliveira

Índice

Tomate com hortelã e manjericão 9
Cranberries com verduras 11
Salada de quinoa com cranberries e nozes glaceadas 13
Salada de Macarrão com Salmão 15
Salada de cogumelos com espinafre e alface romana 17
Salada Waldorf com Frango 19
Salada de rúcula de batata picante 21
Salsa de Frango com Salada de Abacate 23
Salada de Batata Cremosa 25
Salada de frango com queijo com folhas de rúcula 26
Salada de batata picante com pimenta 28
Salada De Frango Com Cuscuz 29
Salada de Batata Vermelha com Buttermilk 31
Salada de Frango com Melão Honeydew 33
Ovos Salada de Batata com Mostarda Dijon 35
Salada de Frango com Mel e Pecan 37
Mayo Grape Chicken Salad 39
Creme de Batata Salada de Ervas 41
Salada picante de frango com passas 43
Salada de Batata com Menta 45
Salada de Curry de Frango com Mix de Verdes 47
Salada de frango com nozes 49
Salada De Frango Com Mostarda 51
Salada de batata picante com gengibre 53

Salada de Aipo e Batata 55

Frango com Limão com Salada de Batata 57

Salada de Batata com Queijo de Cabra 59

Pico de Gallo - Autêntica Salsa Mexicana 61

Molho de Salada de Azeite e Limão 63

Salada de Feijão, Milho e Abacate 64

Salada de Macarrão do Sudoeste 65

Salada de Beterraba Assada 66

Oh Boy, Salada! 68

Salada de Macarrão Ramen Crocante de Repolho 69

Salada de macarrão com espinafre e tomate 71

Salada Waldorf 73

Salada Isuaeli 74

Salada De Macarrão De Repolho 75

Salada Mexicana de Feijão Preto 77

Salsa de Feijão Preto e Milho 78

Salada de Taco de Peru 79

Salada de frutas arco-íris 80

Salada de Frutas do Sol 82

Salada de frutas cítricas e feijão preto 83

Salada picante de pepino e cebola 84

Salada Jardim com Mirtilos e Beterraba 85

Salada de couve-flor ou batata simulada 87

Salada de Pepino 88

Salada De Batata Falsa 89

Salada de Pepino de Batata da Bonnie Auntie 91

Berry-boa salada de espinafre 93

- Salada de Túbulos 94
- Salada BLT com Molho de Maionese de Manjericão 96
- Faca e Garfo Grelhado Caesar Salad... 98
- Salada de Morango Romaine I 100
- Salada grega 102
- Salada de Morango e Feta 104
- Bife Salada 106
- Salada de Amêndoa Mandarina 108
- Salada Tropical com Vinagrete de Abacaxi 110
- Tigela de salada da Califórnia 112
- Salada Clássica 114
- Salada cremosa crocante 116
- Salada de bacon bistrô 118
- Salada de atum ao curry 120
- Salada de espinafre 122
- Bermudas salada de espinafre 124
- Salada de espinafre e cogumelos 126
- Salada de espinafre murcho 128
- Couve de Bruxelas Quente, Bacon e Salada de Espinafre 130
- salada de brócolis 132
- salada de colheita 134
- salada verde de inverno 136
- Salada de tomate mussarela 138
- Salada BLT 140
- bela salada 142
- Salada de tangerina de amêndoa 144
- Salada de atum e tangerina 146

Salada de macarrão e atum 148

salada asiática 150

Salada asiática de macarrão com frango 152

Salada Cobb 154

Receita de salada de rúcula com milho e bacon 156

Receita de Salada de Black Eyed Pea 158

Receita de salada de rúcula com beterraba e queijo de cabra 160

Receita de salada de repolho asiática 162

Receita de salada de macarrão asiático 164

Receita de salada de alcachofra com aspargos 166

Salada de espargos com receita de camarão 168

Salada de frutas com pêssego e mirtilo com receita de tomilho 170

Receita de Salada de Brócolis 172

Receita de salada de brócolis com molho de laranja e cranberry 174

Salada de Abacate com Tomates Heirloom 176

Receita de salada de frutas cítricas com cardamomo 178

Receita de salada de milho com alcaparras 180

Salada de raiz de aipo 182

Salada de Feta com Pepino e Tomate Cereja 184

Receita de salada de pepino com hortelã e feta 186

Receita de Salada Orzo de Tomate Cereja 188

Receita de salada de pepino com uvas e amêndoas 190

Receita de Salada de Quinoa com Hortelã e Pepino 192

Receita de cuscuz com pistache e damasco 194

Receita de salada de repolho 196

Receita de salada de ervilha fria 198

Receita de salada de iogurte com pepino 200

Receita de salada grega do papai 202

Receita de salada de batata do papai 204

Receita de salada de endívia com nozes, peras e gorgonzola 206

Receita de salada de erva-doce com vinagrete de menta 208

Receita de salada de erva-doce, radicchio e endívia 210

Salada festiva de beterraba cítrica com receita de couve e pistache . 212

Receita de Salada de Beterraba Dourada e Romã 214

Deliciosa salada de milho e feijão preto 216

Salada De Brócolis Crocante 218

Salada estilo bistrô 220

Tomate com hortelã e manjericão

Ingredientes

4 tomates

2 colheres de sopa. Azeite

2 colheres de sopa. vinagre de vinho branco

sal a gosto

pimenta a gosto

folhas de menta

2 Chalotas, cortadas

Método

Primeiro corte os tomates frescos em pedaços. Em seguida, leve-os para uma tigela de salada. Adicione um pouco de sal, um pouco de pimenta a gosto e as chalotas fatiadas. Mantenha-os por 6 minutos. Agora regue um pouco de vinagre de vinho branco e um pouco de azeite extra virgem. Agora complete com balas frescas. E esta salada simples e saborosa está pronta para acompanhar qualquer refeição sua. Você pode servir isso com migalhas de pão. Sirva coberto com folhas de hortelã.

Aproveitar!

Cranberries com verduras

Ingredientes

6e espargos aparados

1 maço de espinafre baby

½ xícara de cranberries secas

Regue de azeite

2 colheres de sopa. Vinagre balsâmico a gosto

2 xícaras de molho para salada

Pitada de sal

Pimenta preta da terra

Método

Em primeiro lugar, corte os aspargos frescos e ferva-os até ficarem macios. Lave o espinafre fresco. Agora, em uma tigela pequena, adicione um pouco de azeite, um pouco de molho para salada e vinagre balsâmico e polvilhe um pouco de sal e pimenta-do-reino a gosto. Misture-os muito bem. Agora em uma saladeira adicione os aspargos e esta mistura e misture. Em seguida, adicione cranberries secos doces.

Aproveitar!

Salada de quinoa com cranberries e nozes glaceadas

Ingredientes

2 xícaras de quinua cozida

½ xícara de cranberries secas

5-6 nozes glaceadas

4 colheres de sopa. Azeite

4 tomates bem picados

2 colheres de sopa. salsinha

2 colheres de sopa. folhas de menta

Algum sal

Pitada de pimenta preta a gosto

Método

Leve a quinoa cozida para uma tigela funda. Agora pegue os cranberries secos e as nozes glaceadas na tigela. Agora adicione os tomates frescos picados, um pouco de salsa fresca e folhas de hortelã e regue com um pouco de azeite. Misture tudo bem. Agora tempere com sal e pimenta preta. Este saboroso prato está pronto para ir.

Aproveitar!

Salada de Macarrão com Salmão

Ingredientes

2 unidades de Salmão Cozido em cubos

1 xícara de macarrão cozido

2 talos de aipo

½ xícara de maionese

2 tomates em cubos

2-3 cebolinhas frescas picadas

1 xícara de creme de leite

1 maçã vermelha em cubos

suco de limão de 1/2 limão

Método

Primeiro, pegue uma tigela funda e misture o salmão cozido em cubos, o macarrão cozido junto com um pouco de aipo e tomate picados na hora, maçãs em cubos e cebolinha. Misture-os bem. Agora adicione maionese caseira, creme de leite fresco e regue com suco de limão fresco de meio limão. Agora misture tudo muito bem. Isso está pronto.

Aproveitar!

Salada de cogumelos com espinafre e alface romana

Ingredientes

1 maço de espinafre

1 Romaine

4-5 cogumelos

2 tomates pelados

2 colheres de sopa. Manteiga, opcional

Sal

Pimenta preta ou branca

Método

Tome espinafre fresco e alface. Refogue na manteiga, opcional. Levará apenas 7 a 8 minutos. Entretanto pique os cogumelos e leve-os para uma tigela. Em seguida, adicione os tomates aos cogumelos. Coloque no microondas por cerca de 2 a 3 minutos. Agora misture-os com o espinafre salteado e a alface romana. Misture bem e polvilhe sal e pimenta preta ou branca.

Aproveitar!

Salada Waldorf com Frango

Ingredientes

½ xícara de nozes, picadas

½ xícara de mostarda

3 xícaras de frango cozido, picado

½ xícara de maionese

1 xícara de uvas vermelhas, cortadas ao meio

1 xícara de aipo, cortado em cubos

1 Maçã Gala, cortada em cubos

Sal

Pimenta

Método

Leve uma panela rasa para assar as nozes picadas por 7-8 minutos em forno pré-aquecido, 350 graus. Agora misture todos os ingredientes e ajuste o tempero.

Aproveitar!

Salada de rúcula de batata picante

Ingredientes

2 quilos de batatas cortadas em cubos e cozidas

2 xícaras de rúcula

6 colheres de chá. de azeite extra virgem

¼ colher de chá. de pimenta preta

3 chalotas picadas

3/8 colher de chá. de sal

½ colher de chá. de vinagre de xerez

1 colher de chá. de suco de limão

2 colheres de chá. de mostarda, fundida em pedra

1 colher de chá. de casca de limão ralada

Método

Aqueça 1 colher de chá. de óleo em uma frigideira e refogue as chalotas até dourar. Transfira as chalotas para uma tigela e misture todos os ingredientes restantes, exceto as batatas. Homogeneizar. Agora cubra as batatas com o molho e mexa para misturar bem.

Aproveitar!

Salsa de Frango com Salada de Abacate

Ingredientes

2 colheres de chá. de azeite

4 onças de chips de tortilla

2 colheres de chá. de suco de limão

1 abacate, picado

3/8 colher de chá. de sal kosher

¾ xícara de salsa, resfriada

1/8 colher de chá. de pimenta preta

2 xícaras de peito de frango cozido e desfiado

¼ xícara de coentro, picado

Método

Misture o azeite, o suco de limão, a pimenta-do-reino e o sal em uma tigela. Agora adicione coentro picado e frango e misture bem. Cubra com abacate picado e salsa. Sirva a salada com tortilhas para obter melhores resultados.

Aproveitar!

Salada de Batata Cremosa

Ingredientes

¾ quilo de batatas, cortadas em cubos e cozidas

¼ colher de chá. de pimenta preta

½ pepino inglês cortado em cubos

¼ colher de chá. de sal kosher

2 colheres de chá. de creme azedo, baixo teor de gordura

2 colheres de chá. de endro picado

2 colheres de chá. de iogurte, sem gordura

Método

As batatas devem ser cozidas até ficarem macias. Pegue uma tigela e misture o endro, o iogurte, as natas, os cubos de pepino e a pimenta-do-reino. Os ingredientes devem ser bem misturados. Agora adicione os cubos de batata cozida e misture bem.

Aproveitar!

Salada de frango com queijo com folhas de rúcula

Ingredientes

3 fatias de pão, cortadas em cubos

½ xícara de queijo parmesão ralado

3 colheres de chá. de manteiga, sem sal e derretida

2 colheres de chá. de salsa, picada

5 folhas de manjericão cortadas em tiras

¼ xícara de azeite

2 xícaras de frango assado e picado

5 onças de folhas de rúcula

3 colheres de chá. de vinagre de vinho tinto

Pimenta, a gosto

Método

Aqueça a manteiga e 2 colheres de chá. de azeite e jogue os cubos de pão nele. Asse os cubos de pão em forno pré-aquecido, 400 graus até dourar. Adicione o restante dos ingredientes com cubos de pão e misture bem.

Aproveitar!

Salada de batata picante com pimenta

Ingredientes

2 libras de batatas finlandesas amarelas, cortadas em cubos

¼ colher de chá. de pimenta branca

2 colheres de chá. de sal

¼ xícara de creme

4 colheres de chá. de suco de limão

2 ramos de endro

2 maços de cebolinha

Método

Ferva os cubos de batata até ficarem macios e escorra. Misture 3 colheres de chá. de suco de limão às batatas e reserve por 30 minutos. Bata o creme de leite até ficar homogêneo e misture todos os outros ingredientes. Cubra as batatas com a mistura e misture bem.

Enjo

Salada De Frango Com Cuscuz

Ingredientes

1 xícara de cuscuz

7 onças de peito de frango, cozido

¼ xícara de azeitonas Kalamata, picadas

1 dente de alho, picado

2 colheres de chá. de salsa, picada

¼ colher de chá. de pimenta preta

1 colher de chá. de alcaparras picadas

1 colher de chá. de suco de limão

2 colheres de chá. de azeite

Sal, a gosto

Método

Cozinhe o cuscuz sem sal e sem gordura seguindo as instruções da embalagem. Lave o cuscuz cozido com água fria. Pegue uma tigela para misturar os ingredientes, exceto o frango e o cuscuz. Adicione o cuscuz cozido e misture bem. Adicione o frango e sirva imediatamente.

Aproveitar!

Salada de Batata Vermelha com Buttermilk

Ingredientes

3 libras de batatas vermelhas, cortadas em quartos

1 dente de alho, picado

½ xícara de creme de leite

½ colher de chá. de pimenta preta

1 colher de chá. de sal kosher

1/3 xícara de manteiga

1 colher de chá. de endro, picado

¼ xícara de salsa, picada

2 colheres de chá. de cebolinha picada

Método

Ferva os quartos de batata até ficarem macios em um forno holandês. Deixe esfriar as batatas cozidas por 30-40 minutos. Misture o creme de leite com o restante dos ingredientes. Cubra as batatas com o molho e mexa para misturar os ingredientes.

Aproveitar!

Salada de Frango com Melão Honeydew

Ingredientes

¼ xícara de vinagre de arroz

2 colheres de chá. de nozes picadas e torradas

2 colheres de chá. de molho de soja

¼ xícara de coentro, picado

2 colheres de chá. de manteiga de amendoim

2 xícaras de peito de frango cozido e ralado

1 colher de chá. de mel

3 colheres de chá. de cebolinha verde fatiada

1 xícara de pepino, picado

¾ colher de chá. de óleo de gergelim

3 xícaras de melão cortado em tiras

3 xícaras de melão, cortado em tiras

Método

Misture o molho de soja, manteiga de amendoim, vinagre, mel e óleo de gergelim. Adicione o melão, a cebola, o melão e o pepino e misture bem. Cubra o peito de frango com a mistura e o coentro enquanto serve.

Aproveitar!

Ovos Salada de Batata com Mostarda Dijon

Ingredientes

4 quilos de batatas

¾ colher de chá. de pimenta

½ xícara de aipo, cortado em cubos

½ xícara de salsa, picada

1 colher de chá. de mostarda Dijon

1/3 xícara de cebola verde, picada

2 dentes de alho, picados

1 colher de chá. de mostarda Dijon

3 ovos cozidos e picados

½ xícara de creme

1 xícara de maionese

Método

Cozinhe as batatas até ficarem macias. Descasque e corte as batatas em cubos. Misture as batatas, cebola verde, aipo e salsa em uma tigela. Misture a maionese e os outros ingredientes em uma tigela. Cubra esta mistura com as batatas e misture bem.

Aproveitar!

Salada de Frango com Mel e Pecan

Ingredientes

4 xícaras de frango, cozido e picado

¼ colher de chá. de pimenta

3 costelas de aipo, em cubos

¼ colher de chá. de sal

1 xícara de cranberries doces, secas

1/3 xícara de mel

½ xícara de nozes, picadas e torradas

2 xícaras de maionese

Método

Misture o frango picado com aipo, cranberries secas e nozes. Bata a maionese até ficar homogêneo em outra tigela. Adicione o mel, a pimenta e o sal à maionese e misture bem. Cubra a mistura de frango com a mistura de maionese e misture bem para que os ingredientes fiquem bem misturados.

Aproveitar!

Mayo Grape Chicken Salad

Ingredientes

6 xícaras de frango picado e cozido

½ xícara de pecans

2 colheres de chá. de mostarda Dijon

2 xícaras de uvas vermelhas, fatiadas

½ xícara de creme de leite

2 colheres de chá. de sementes de papoula

½ xícara de maionese

2 xícara de aipo, picado

1 colher de chá. de suco de limão

Método

Pegue uma tigela e misture o frango com maionese, suco de limão, creme azedo, uvas, sementes de papoula, mostarda Dijon e aipo. Ajuste o sal e a pimenta. Cubra a tigela e leve à geladeira até esfriar. Adicione nozes e sirva imediatamente.

Aproveitar!

Creme de Batata Salada de Ervas

Ingredientes

¾ xícara de creme de leite

1 xícara de ervilhas verdes

¼ xícara de iogurte

6 xícaras de batatas vermelhas, cortadas em quartos

1 colher de chá. de tomilho picado

½ colher de chá. de sal

1 colher de chá. de endro, picado

Método

Misture o creme de leite, o iogurte, o endro, o tomilho e o sal em uma tigela e reserve separadamente. Cozinhe os quartos de batata e as ervilhas em água suficiente até ficarem macios. Escorra a água extra. Misture a batata e as ervilhas na mistura preparada. Mexa bem para misturar bem os ingredientes.

Aproveitar!

Salada picante de frango com passas

Ingredientes

¼ xícara de maionese

3 colheres de chá. de passas

1 colher de chá. de caril em pó

1/3 xícara de aipo, cortado em cubos

1 xícara de frango com limão, grelhado

1 maçã, picada

1/8 colher de chá. de sal

2 colheres de chá. de água

Método

Misture o curry em pó, a maionese e a água em uma tigela. Adicione frango com limão, maçã picada, passas, aipo e sal. Use uma espátula para misturar bem os ingredientes. Cubra a salada e leve à geladeira até esfriar.

Aproveitar!

Salada de Batata com Menta

Ingredientes

7 batatas vermelhas

1 xícara de ervilhas verdes, congeladas e descongeladas

2 colheres de chá. de vinagre de vinho branco

½ colher de chá. de pimenta preta

2 colheres de chá. de azeite

¾ colher de chá. de sal

2 colheres de chá. de chalotas, finamente picadas

¼ xícara de folhas de hortelã, picadas

Método

Ferva as batatas em água em uma panela funda até ficarem macias. Esfrie as batatas e corte em cubos. Misture o vinagre, as chalotas, a hortelã, o azeite, o sal e a pimenta-do-reino. Coloque os cubos de batata, as ervilhas e a mistura preparada. Misture bem e sirva.

Aproveitar!

Salada de Curry de Frango com Mix de Verdes

Ingredientes

Frango ao curry, congelado e descongelado

10 onças de folhas de espinafre

1 ½ xícaras de aipo, picado

¾ xícara de maionese

1 ½ xícaras de uvas verdes, cortadas ao meio

½ xícara de cebola roxa, picada

Método

Em uma tigela coloque o curry de frango congelado. Adicione cebolas roxas, uvas verdes, folhas de espinafre e aipo ao curry de frango. Misture bem. Agora adicione a maionese e misture bem novamente. Ajuste o sal e a pimenta a gosto.

Aproveitar!

Salada de frango com nozes

Ingredientes

1 xícara de bulgur

2 cebolinhas, cortadas em rodelas

2 xícaras de caldo de galinha

3 xícaras de frango, cozido e picado

1 maçã, cortada em cubos

3 colheres de chá. de nozes picadas

¼ xícara de azeite

2 colheres de chá. de vinagre de cidra

1 colher de chá. de mostarda Dijon

1 colher de chá. de açúcar mascavo

Sal

Método

Ferva o bulgur com o caldo e deixe ferver. Deixe esfriar por 15 minutos.

Toste as nozes em uma frigideira e coloque em uma tigela para esfriar. Em um refratário misture bem todos os ingredientes. Ajuste o sal e sirva.

Aproveitar!

Salada De Frango Com Mostarda

Ingredientes

1 ovo, cozido

¼ colher de chá. de pimenta preta

¾ libra de batatas alevinos

¼ colher de chá. de sal kosher

2 colheres de chá. de maionese, baixo teor de gordura

3 colheres de chá. de cebola roxa picada

1 colher de chá. de iogurte

1/3 xícara de aipo, picado

1 colher de chá. de mostarda

Método

Corte as batatas em cubos e cozinhe até ficarem macias. Pique o ovo cozido. Misture todos os ingredientes, exceto os ovos e as batatas. Adicione a mistura sobre os ovos picados e os cubos de batata. Mexa bem para que os ingredientes se misturem bem. Ajuste o sal e a pimenta a gosto.

Aproveitar!

Salada de batata picante com gengibre

Ingredientes

2 libras de batatas vermelhas, cortadas em cubos

2 colheres de chá. de coentro picado

2 colheres de chá. de vinagre de arroz

1/3 xícara de cebola verde, fatiada

1 colher de chá. óleo de gergelim

1 pimenta jalapeno, finamente picada

4 colheres de chá. de capim-limão, picado

¾ colher de chá. de sal

2 colheres de chá. de gengibre, ralado

Método

Cozinhe as batatas até ficarem macias. Escorra o excesso de água. Combine o restante dos ingredientes cuidadosamente. Cubra as batatas cozidas com a mistura. Use uma espátula para misturar os ingredientes.

Aproveitar!

Salada de Aipo e Batata

Ingredientes

2 libras de batatas vermelhas, cortadas em cubos

2 onças de pimientos, em cubos

½ xícara de maionese de canola

1/8 colher de chá. de alho em pó

¼ xícara de cebolinha verde, picada

¼ colher de chá. de pimenta preta

¼ xícara de iogurte

½ colher de chá. de sementes de aipo

¼ xícara de creme, azedo

½ colher de chá. de sal

1 colher de chá. de Açucar

1 colher de chá. de vinagre de vinho branco

2 colheres de chá. de mostarda preparada

Método

Ferva os cubos de batata até ficarem macios e escorra o excesso de água. Deixe esfriar as batatas cozidas por cerca de 30 minutos. Misture o restante dos ingredientes em uma tigela. Adicione cubos de batata e misture bem para misturar.

Aproveitar!

Frango com Limão com Salada de Batata

Ingredientes

1 quilo de batatas

1 dente de alho, picado

2 xícaras de ervilha

½ colher de chá. de pimenta preta

2 xícaras de peito de frango, picado

1 colher de chá. de sal

½ xícara de pimentão vermelho picado

1 colher de chá. de sal

½ xícara de cebola, picada

1 colher de chá. de estragão, picado

1 colher de chá. de suco de limão

2 colheres de chá. de azeite

1 colher de chá. de mostarda Dijon

Método

Cozinhe a batata, as ervilhas e o peito de frango separadamente até ficarem macios. Misture o restante dos ingredientes em uma tigela. Agora adicione cubos de batata, ervilhas e peito de frango na tigela. Use uma espátula e misture bem os ingredientes. Sirva imediatamente.

Aproveitar!

Salada de Batata com Queijo de Cabra

Ingredientes

2 ½ quilos de batatas

1 dente de alho, picado

¼ xícara de vinho branco, seco

1 colher de chá. de mostarda Dijon

½ colher de chá. de sal

2 colheres de chá. de azeite

½ colher de chá. de pimenta preta

2 colheres de chá. de estragão picado

1/3 xícara de cebola, picada

¼ xícara de vinagre de vinho tinto

½ xícara de salsa, picada

3 onças de queijo de cabra

¼ xícara de creme de leite

Método

Cozinhe as batatas em água até ficarem macias. Misture as batatas, o vinagre de vinho, a pimenta e o sal em uma tigela. Reserve por 15 minutos. Agora adicione o restante dos ingredientes à mistura de batata e misture bem. Sirva imediatamente.

Aproveitar!

Pico de Gallo - Autêntica Salsa Mexicana

Ingredientes:

3 tomates grandes em cubos, salteados

1 cebola em cubos de tamanho médio

¼ maço de coentro, use mais ou menos dependendo do seu gosto

Ingredientes opcionais

½ Pepino descascado e picado

Suco de limão de ½ limão

½ colher de chá. Alho picado

sal a gosto

2 Jalapenos, ou mais se preferir mais picante

1 cubo de abacate descascado

Método

Combine todos os ingredientes em uma tigela grande e misture bem. Sirva imediatamente.

Aproveitar!

Molho de Salada de Azeite e Limão

Ingredientes:

8 dentes de alho picados

½ colher de chá. Pimenta preta

1 xícara de suco de limão espremido na hora

2 colheres de chá. Sal

½ xícara de Azeite Extra Virgem

Método

Coloque todos os ingredientes no liquidificador e bata até incorporar todos os ingredientes. Este molho deve ser armazenado em um recipiente hermético e deve ser usado em breve, ou então o molho ficará amargo devido ao suco de limão nele.

Aproveitar!

Salada de Feijão, Milho e Abacate

Ingredientes:

1 lata de feijão preto, escorrido

1 lata de milho doce amarelo, enlatado, escorrido

2 colheres de sopa. Limonada

1 colher de chá. Azeite

4 colheres de sopa. Coentro

5 xícaras de cebola crua picada

1 Abacate

1 Tomate Vermelho Maduro

Método

Coloque todos os ingredientes em uma tigela grande e misture delicadamente. Sirva imediatamente ou sirva frio.

Aproveitar!

Salada de Macarrão do Sudoeste

Ingredientes:

1-8 onças de massa pequena de trigo integral

15 onças de milho

15 onças de feijão preto

1 xícara de salsa, qualquer variedade

1 xícara de queijo cheddar, ralado

1 xícara de pimentão verde picado, pimentão

Método

Prepare a massa de acordo com as instruções da embalagem. Escorra, enxágue e coloque em uma tigela grande. Os líquidos são reservados e escoados das conservas de milho e feijão preto. Combine todos os ingredientes com o macarrão cozido em uma tigela grande. Adicione pequenas quantidades dos líquidos enlatados reservados, se necessário. Sirva imediatamente.

Aproveitar!

Salada de Beterraba Assada

Ingredientes:

6 beterrabas amarelas, 1/2 libra

3 colheres de sopa. Azeite

Pimenta preta rachada fresca

1 ½ colher de sopa. Estragão ou vinagre de xerez

1 Colher de Sopa. folhas de tomilho

4 xícaras de salada mista de verduras

½ xícara de queijo feta esfarelado

1 Colher de Sopa. hortelã

Método

No início, o forno é pré-aquecido a 375 graus. Coloque as beterrabas em uma assadeira rasa e coberta. Adicione água suficiente para subir 1/2 polegada do prato. Cubra as beterrabas e asse por uma hora ou até que as beterrabas sejam facilmente perfuradas por uma faca. Retire as beterrabas do forno. Em uma tigela média, misture o vinagre e as ervas picadas. Pique as beterrabas cozidas em cubos de 1,2 cm e misture com o molho. Polvilhe o queijo feta e sirva imediatamente.

Aproveitar!

Oh Boy, Salada!

Ingredientes:

1 xícara de tomate picado ou fatiado

1 xícara de pepino aparado, picado

1 colher de chá. Erva daninha seca

1 Colher de Sopa. maionese light

Método

Adicione todos os ingredientes em uma tigela grande e misture bem até incorporar todos os ingredientes. Leve à geladeira durante a noite e sirva gelado.

Aproveitar!!

Salada de Macarrão Ramen Crocante de Repolho

Ingredientes:

3 colheres de sopa. Azeite

3 colheres de sopa. Vinagre

2 colheres de sopa. Açúcar ou substituto do açúcar

½ pacote de tempero para macarrão Ramen

¼ colher de chá. Pimenta

1 Colher de Sopa. Molho de soja com baixo teor de sódio

Ingredientes para salada:

1 cabeça pequena de repolho roxo ou verde

2 cebolas verdes picadas, picadas

1 Cenoura descascada e ralada

1 pacote de macarrão ramen triturado

Método

Faça o molho combinando os ingredientes em uma tigela grande para salada. Mexa para dissolver o açúcar. Os três primeiros ingredientes da salada são adicionados a uma tigela e bem misturados. Adicione o Ramen triturado e misture bem. Despeje o molho por cima e sirva imediatamente.

Aproveitar!

Salada de macarrão com espinafre e tomate

Ingredientes:

8 onças. Massa pequena ou orzo

8 onças. queijo feta esfarelado

16 oz. tomate uva

4 xícaras de espinafre baby

2 colheres de sopa. Alcaparras drenadas

¼ colher de chá. Pimenta preta

2 colheres de sopa. Queijo parmesão ralado

Método

Cozinhe a massa de acordo com as instruções da embalagem até ficar al dente, firme para morder. Assim que a massa estiver cozida; escorra sobre os tomates para um branqueamento rápido. Enquanto a massa cozinha, coloque o espinafre, o queijo feta e as alcaparras em uma tigela grande. Misture os tomates e o macarrão com a mistura de espinafre. Antes de escorrer o macarrão, o cozimento do macarrão é adicionado proporcionalmente para combinar. Por último tempere com pimenta preta e decore com queijo ralado. Sirva imediatamente.

Aproveitar!

Salada Waldorf

Ingredientes:

4 maçãs médias em cubos

1/3 xícara de nozes picadas

1/3 xícara de passas

½ xícara de iogurte natural com baixo teor de gordura, grego ou normal

3 talos de aipo picado

Método

Adicione todos os ingredientes em uma tigela grande e misture bem até incorporar todos os ingredientes. Leve à geladeira durante a noite e sirva gelado.

Aproveitar!

Salada Isuaeli

Ingredientes:

1 pimentão verde ou amarelo picado

1 Pepino Descascado, picado

2 colheres de sopa. Suco de limão

1 colher de chá. Sal

1 colher de chá. Pimenta moída fresca

3 Tomates picados

3 colheres de sopa. azeite extra virgem

Método

Adicione todos os ingredientes em uma tigela grande e misture bem até incorporar todos os ingredientes. Sirva imediatamente, pois quanto mais esta salada assentar, mais aguada ela fica.

Aproveitar!

Salada De Macarrão De Repolho

Ingredientes:

3 colheres de sopa. Azeite 3 colheres de sopa. Vinagre 2 colheres de sopa. Açúcar ½ pacote de macarrão Ramen

¼ colher de chá. Pimenta

1 Colher de Sopa. Molho de soja com baixo teor de sódio

1 cabeça de repolho roxo ou verde

2 cebolas verdes, picadas

1 Cenoura descascada, ralada

1 pacote de macarrão ramen triturado

Método

Todos os ingredientes são combinados em uma tigela grande. Continue mexendo bem para dissolver o açúcar. Em seguida, os três primeiros ingredientes salientes desta salada são combinados e todos são bem misturados. Macarrão ramen esmagado é adicionado a ele. Em seguida, o resto dos ingredientes são adicionados a ele e misture repetidamente. Sirva imediatamente ou cubra e leve à geladeira para permitir que os sabores se misturem.

Aproveitar!

Salada Mexicana de Feijão Preto

Ingredientes

1 ½ lata de feijão preto cozido

2 tomates maduros em cubos

3 Cebolinhas, fatiadas

1 Colher de Sopa. Suco de limão fresco

2 colheres de sopa. coentro fresco picado

Sal e pimenta-do-reino moída na hora a gosto

1/3 xícara de milho

2 colheres de sopa. Azeite

Método

Combine todos os ingredientes em uma tigela de tamanho médio e misture delicadamente. Deixe a salada descansar na geladeira até a hora de servir. Sirva gelado.

Aproveitar!

Salsa de Feijão Preto e Milho

Ingredientes:

1 lata de feijão preto

3 colheres de sopa. coentro fresco picado

1 lata de milho amarelo e milho branco

¼ xícara de cebola picada

1 lata de Raiz

Suco de limão ou espremer um limão

Método

Escorra o líquido das latas de feijão preto, raiz e milho e misture-os em uma tigela grande. Adicione o coentro e a cebola e misture bem. Pouco antes de servir, esprema um pouco de suco de limão.

Aproveitar!

Salada de Taco de Peru

Ingredientes:

2 onças. peru moído

2/4 xícara de queijo Cheddar

1 ½ xícaras de alface romana, picada

1/8 xícara de cebolas picadas

½ onça. tortilla chips

2 colheres de sopa. salsa

¼ xícara de feijão vermelho

Método

Adicione todos os ingredientes em uma tigela grande, exceto as tortilhas e misture bem. Pouco antes de servir, cubra a salada com as tortilhas trituradas e sirva imediatamente.

Aproveitar!

Salada de frutas arco-íris

Ingredientes

Salada de frutas:

1 manga grande descascada, em cubos

2 xícaras de mirtilos

2 Bananas em rodelas

2 xícaras de morangos

2 xícaras de uvas sem caroço

2 colheres de sopa. Suco de limão

1 ½ colher de sopa. Mel

2 xícaras de uvas sem caroço

2 nectarinas com casca cortadas em rodelas

1 Kiwi descascado, fatiado

Molho de laranja com mel:

1/3 xícara de suco de laranja sem açúcar

¼ colher de chá. gengibre em pó

Traço de noz-moscada

Método

Adicione todos os ingredientes em uma tigela grande e misture bem até incorporar todos os ingredientes. Leve à geladeira durante a noite e sirva gelado.

Aproveitar!

Salada de Frutas do Sol

Ingredientes:

3 Kiwis, cortados em pedaços pequenos

320 onças. Pedaços de abacaxi em suco

215 onças. Tangerinas escorridas, enlatadas em calda light

2 Bananas

Método

Misture todos os ingredientes em uma tigela grande e leve à geladeira por pelo menos 2 horas. Sirva esta salada gelada.

Aproveitar!

Salada de frutas cítricas e feijão preto

Ingredientes:

1 toranja descascada, seccionada

2 laranjas descascadas cortadas em pedaços

116 onças. Lata escorrida de feijão preto

½ xícara de cebola roxa picada

½ Abacaxi fatiado

2 colheres de sopa. Suco de limão

Pimenta preta a gosto

Método

Combine todos os ingredientes em uma tigela grande e sirva em temperatura ambiente.

Aproveitar!

Salada picante de pepino e cebola

Ingredientes

2 Pepinos, em fatias finas

½ colher de chá. Sal

¼ colher de chá. Pimenta preta

2 colheres de sopa. Açúcar granulado

1/3 xícara de vinagre de cidra

1 Cebola, em fatias finas

1/3 xícara de água

Método

Coloque os pepinos e as cebolas em camadas alternadamente em um prato. Junte os demais ingredientes no liquidificador e bata até ficar homogêneo. Resfrie o curativo por algumas horas. Pouco antes de servir, coloque o molho sobre os pepinos e as cebolas e sirva imediatamente.

Aproveitar!

Salada Jardim com Mirtilos e Beterraba

Ingredientes:

1 cabeça de alface romana

1 punhado de mirtilos

1 onça. queijo de cabra esfarelado

2 beterrabas assadas

5-6 tomates cereja

¼ xícara de atum enlatado

Sal, a gosto

Pimenta, a gosto

Método

Coloque todos os ingredientes em uma assadeira untada e cubra com papel alumínio. Asse em forno pré-aquecido a 250 graus F por uma hora ou mais. Deixe esfriar um pouco e tempere a seu gosto. Servir quente.

Aproveitar!

Salada de couve-flor ou batata simulada

Ingredientes

1 cabeça de couve-flor cozida e cortada em floretes

¼ xícara de leite sem gordura

6 colheres de chá. Splenda

¾ colher de sopa. Vinagre de cidra

5 colheres de sopa. maionese light

2 colheres de chá. mostarda amarela

Método

Misture todos os ingredientes, exceto a couve-flor, e bata até ficar homogêneo. Pouco antes de servir, cubra a couve-flor cozida com o molho preparado e sirva quente.

Aproveitar!

Salada de Pepino

Ingredientes:

1 xícara de iogurte grego sem gordura ou sem gordura

Sal e pimenta a gosto

6 xícaras de pepino, em fatias finas

½ xícara de cebola, em fatias finas

¼ xícara de suco de limão

2 dentes de alho picado

1/8 xícara de erva-doce

Método

Escorra o excesso de água do iogurte e leve à geladeira por cerca de 30 minutos. Junte o iogurte com os restantes ingredientes e mexa bem. Leve à geladeira por mais uma hora e sirva gelado.

Aproveitar!

Salada De Batata Falsa

Ingredientes

16 colheres de sopa. maionese sem gordura

5 xícaras de couve-flor cozida, cortada em floretes

¼ xícara de mostarda amarela

¼ xícara de aipo picado

½ xícara de pepino fatiado

1 Colher de Sopa. semente de mostarda amarela

¼ xícara de picles de endro em cubos

½ colher de chá. Pó de alho

Método

Adicione todos os ingredientes em uma tigela grande e misture bem até incorporar todos os ingredientes. Leve à geladeira durante a noite e sirva gelado. Pode até substituir a couve-flor por batata, o prato fica igualmente delicioso.

Aproveitar!

Salada de Pepino de Batata da Bonnie Auntie

Ingredientes

2-3 xícaras de batatas novas

1 Colher de Sopa. cubo de endro

1 Colher de Sopa. mostarda dijon

¼ xícara de óleo de linhaça

4 cebolinhas picadas

2 colheres de chá. endro, picado

¼ colher de chá. Pimenta

3-4 xícaras de pepino

¼ colher de chá. Sal

Método

Combine todos os ingredientes em uma tigela grande e misture bem até que todos os ingredientes estejam incorporados, pouco antes de servir. Sirva imediatamente.

Aproveitar!

Berry-boa salada de espinafre

Ingredientes

½ xícara de morangos fatiados

¼ xícara de framboesas

¼ xícara de Newman's Own Light Raspberry and Walnut Dressing

¼ xícara de mirtilos

¼ xícara de amêndoas em lascas

4 xícaras de espinafre

¼ xícara de cebola roxa picada

Método

Adicione todos os ingredientes em uma tigela grande e misture bem até incorporar todos os ingredientes. Leve à geladeira durante a noite e sirva gelado.

Aproveitar!

Salada de Túbulos

Ingredientes

1 xícara de trigo Bulgur

1 cebola picada

4 cebolinhas picadas

Sal e pimenta a gosto

2 xícaras de folha de salsa picada

¼ xícara de suco de limão

2 xícaras de água fervente

2 tomates médios em cubos

¼ xícara de Azeite

1 xícara de hortelã picada

Método

Em uma panela média, ferva a água. Depois de retirar do fogo, despeje no corneteiro e cubra com tampa bem apertada e reserve por 30 minutos. Escorra o excesso de água. Acrescente os demais ingredientes e misture bem. Sirva imediatamente.

Aproveitar!

Salada BLT com Molho de Maionese de Manjericão

Ingredientes

½ libra Bacon

½ xícara de maionese

2 colheres de sopa. vinagre de vinho tinto

¼ xícara de manjericão finamente picado

1 colher de chá. pimenta preta moída

1 Colher de Sopa. Óleo de canola

1 libra de alface romana - enxaguada, seca e rasgada em pedaços pequenos

¼ litro de tomate cereja

Método

Coloque o bacon em uma frigideira grande e funda. Cozinhe em fogo médio alto até dourar por igual. Em uma tigela pequena, adicione o gotejamento de bacon reservado, a maionese, o manjericão e o vinagre e misture bem. Cubra e reserve em temperatura ambiente. Em uma tigela grande misture a alface, bacon e croutons, tomates. Despeje o molho sobre a salada. Servir.

Aproveitar!

Faca e Garfo Grelhado Caesar Salad

Ingredientes

1 baguete longa e fina

¼ xícara de azeite, dividido

2 Alhos, cortados ao meio

1 tomate pequeno

1 alface romana, folhas externas descartadas

Sal e pimenta-do-reino moída na hora a gosto

1 xícara de molho para salada Caesar, ou a gosto

½ xícara de raspas de queijo parmesão

Método

Pré-aqueça a grelha em fogo baixo e unte levemente a grelha. Corte a baguete para fazer 4 fatias longas com cerca de 1/2 polegada de espessura. Pincele levemente cada lado cortado com cerca de metade do azeite. Grelhe as fatias de baguete na grelha pré-aquecida até ficarem levemente crocantes, 2 a 3 minutos de cada lado. Esfregue cada lado das fatias de baguete com o lado cortado do alho e o lado cortado dos tomates. Pincele 2 lados cortados dos quartos de alface com o azeite restante. Regue cada um com molho Caesar.

Aproveitar!

Salada de Morango Romaine I

Ingredientes:

1 cabeça de alface romana, enxaguada, seca e picada

2 maços de espinafre lavado, seco e picado

2 unidades de morangos fatiados

1 cebola bermuda

½ xícara de maionese

2 colheres de sopa. vinagre de vinho branco

1/3 xícara de açúcar branco

¼ xícara de Leite

2 colheres de sopa. sementes de papoula

Método

Em uma saladeira grande, misture a alface, o espinafre, os morangos e a cebola fatiada. Num frasco com tampa bem apertada, junte a maionese, o vinagre, o açúcar, o leite e as sementes de papoila. Agite bem e despeje o molho sobre a salada. Misture até ficar uniformemente revestido. Sirva imediatamente.

Aproveitar!

Salada grega

Ingredientes:

1 alface romana seca

6 onças de azeitonas pretas sem caroço

1 pimentão verde picado

1 cebola roxa em fatias finas

6 colheres de sopa. Azeite

1 pimentão vermelho, picado

2 tomates grandes picados

1 Pepino, fatiado

1 xícara de queijo feta esfarelado

1 colher de chá. Orégano seco

1 Limão

Método

Em uma saladeira grande, misture bem a alface romana, a cebola, as azeitonas, os pimentões, o pepino, os tomates e o queijo. Misture o azeite, o suco de limão, o orégano e a pimenta-do-reino. Despeje o molho sobre a salada, misture e sirva.

Aproveitar!

Salada de Morango e Feta

Ingredientes

1 xícara de amêndoas laminadas

2 dentes de alho picados

1 colher de chá. Mel1 xícara de óleo vegetal

1 cabeça de alface romana,

1 colher de chá. mostarda dijon

¼ xícara de vinagre de framboesa

2 colheres de sopa. Vinagre balsâmico

2 colheres de sopa. açúcar mascavo

1 litro de morangos, fatiados

1 xícara de queijo feta esfarelado

Método

Em uma frigideira o óleo é aquecido em fogo médio-alto, cozinhe as amêndoas, mexendo sempre, até tostar levemente. Retire do fogo. Em uma tigela, prepare o molho combinando o vinagre balsâmico, o açúcar mascavo e o óleo vegetal. Em uma tigela grande, misture as amêndoas, o queijo feta e a alface romana. Pouco antes de servir misture a salada com o molho.

Aproveitar!

Bife Salada

Ingredientes

1 ¾ libra de bife do lombo

1/3 xícara Azeite

3 colheres de sopa. vinagre de vinho tinto

2 colheres de sopa. Suco de limão

1 dente de Alho, picado

½ colher de chá. Sal

1/8 colher de chá. Pimenta preta da terra

1 colher de chá. molho Worcestershire

1 Cenoura, fatiada

½ xícara de cebola roxa fatiada

¼ xícara de azeitonas verdes fatiadas recheadas

Método

Pré-aqueça a grelha em fogo alto. Coloque o bife na grelha e cozinhe por 5 minutos de cada lado. Retire do fogo e deixe descansar até esfriar. Em uma tigela pequena, misture o azeite, o vinagre, o suco de limão, o alho, o sal, a pimenta e o molho inglês. Misture o queijo. Depois disso, cubra e coloque o molho na geladeira. Pouco antes de servir, despeje o molho sobre o bife. Sirva com pão francês tostado e grelhado.

Aproveitar!

Salada de Amêndoa Mandarina

Ingredientes:

1 Alface Romana

11 onças de tangerina, escorridas

6 Cebolinhas verdes, em fatias finas

½ xícara Azeite1 colher de sopa. açúcar branco

1 colher de chá. Flocos de pimenta vermelha esmagados

2 colheres de sopa. açúcar branco

½ xícara de Amêndoas fatiadas

¼ xícara de vinagre de vinho tinto

Pimenta preta moída a gosto

Método

Em uma tigela grande, misture a alface romana, as laranjas e as cebolas verdes. Em uma frigideira adicione o açúcar e mexa enquanto o açúcar começa a derreter. Misturar constantemente. Adicione as amêndoas e mexa até cobrir. Vire as amêndoas em um prato e deixe esfriar. Combine azeite, vinagre de vinho tinto, uma colher de sopa. açúcar, flocos de pimenta vermelha e pimenta preta em uma jarra com tampa bem ajustada. Antes de servir, misture a alface com o molho de salada até cobrir. Transfira para uma tigela e sirva polvilhado com amêndoas açucaradas. Sirva imediatamente.

Aproveitar!

Salada Tropical com Vinagrete de Abacaxi

Ingredientes

6 Fatias de Bacon

¼ xícara de suco de abacaxi

3 colheres de sopa. vinagre de vinho tinto

¼ xícara de Azeite

Pimenta preta moída na hora a gosto

sal a gosto

Pacote de 10 onças de alface romana picada

1 xícara de abacaxi em cubos

½ xícara de nozes de macadâmia picadas e torradas

3 cebolinhas verdes picadas

¼ xícara de coco ralado torrado

Método

Coloque o bacon em uma frigideira grande e funda. Cozinhe em fogo médio-alto até dourar uniformemente, cerca de 10 minutos. Escorra e esfarele o bacon. Combine suco de abacaxi, vinagre de vinho tinto, óleo, pimenta e sal em uma jarra com tampa. Cubra para agitar bem. Misture os demais ingredientes e acrescente o molho. Decore com coco torrado. Sirva imediatamente.

Aproveitar!

Tigela de salada da Califórnia

Ingredientes:

1 Abacate, descascado e sem caroço

1 Colher de Sopa. Suco de limão

½ xícara de maionese

¼ colher de chá. Molho de pimenta

¼ xícara de Azeite

1 dente de Alho, picado

½ colher de chá. Sal

1 cabeça de alface romana

3 onças de queijo Cheddar, ralado

2 tomates em cubos

2 cebolas verdes picadas

¼ lata de azeitonas verdes sem caroço

1 xícara de chips de milho triturados grosseiramente

Método

No liquidificador, bata todo o suco de limão, os ingredientes abacate, maionese, azeite, molho de pimenta, alho e sal. Até ficar homogêneo, continue processando. Em uma tigela grande, misture o queijo Cheddar, alface, tomate e abacate e cubra com o molho antes de servir.

Aproveitar!

Salada Clássica

Ingredientes:

1 xícara de amêndoas laminadas sem pele

2 colheres de sopa. sementes de Sesamo

1 alface romana, cortada em pedaços pequenos

1 Alface de folha vermelha, cortada em pedaços pequenos

Pacote de 8 onças de queijo feta esfarelado

4 onças de azeitonas pretas fatiadas

1 xícara de tomate cereja, cortados ao meio

1 Cebola roxa, cortada ao meio e em fatias finas

6 cogumelos fatiados

¼ xícara de queijo Romano ralado

8 onças Molho de salada italiano de garrafa

Método

Aqueça uma frigideira grande em fogo médio-alto. Coloque as amêndoas na frigideira e cozinhe. Quando as amêndoas começarem a soltar aroma, adicione as sementes de gergelim, mexendo sempre. Cozinhe por mais 1 minuto ou até que as sementes estejam tostadas. Em uma saladeira grande, misture a alface com as azeitonas, o queijo feta, os cogumelos, as amêndoas, os tomates, as sementes de gergelim, a cebola e o queijo Romano. Quando estiver pronto para servir, despeje o molho italiano e misture.

Aproveitar!

Salada cremosa crocante

Ingredientes

Uma xícara de maionese

2 colheres de sopa. Vinagre de cidra

1 colher de chá. Sementes de alcaravia

1 cabeça de repolho, picado

2 cebolinhas picadas

2 Maçãs Verdes cortadas em rodelas

1 xícara Bacon

Sal e pimenta a gosto

Método

A maionese deve ser misturada com as sementes de alcaravia e o vinagre de cidra. Quando bem misturado, misture a mistura com os repolhos picados, a cebolinha, as maçãs verdes e os bacons cozidos. Agora misture bem os ingredientes e tempere a gosto, se necessário adicione sal e pimenta a gosto e reserve um pouco antes de servir.

Aproveitar!!

Salada de bacon bistrô

Ingredientes

1 xícara Bacon

2 colheres de sopa. Vinagre de cidra

1 colher de chá. mostarda dijon

Azeite

1 maço de verduras mesclun

Sal e pimenta a gosto

1 Ovo, escalfado

Método

Os bacons devem ser fritos primeiro e depois os bacons fritos devem ser picados. Agora misture o vinagre de cidra, mostarda Dijon, azeite, sal e pimenta em uma tigela. Depois de misturar todos esses ingredientes corretamente, misture essa mistura com os verdes mesclun. Em seguida, cubra a salada com os bacons picados e o ovo escalfado.

Aproveitar!!

Salada de atum ao curry

Ingredientes

1 colher de chá. caril em pó

Óleo vegetal

½ xícara Uma xícara de maionese

Limonada

Uma lata de atum

2 Cebolas roxas, cortadas em rodelas

1 maço de coentro

10-12 passas douradas

Sal e pimenta a gosto

Método

O curry em pó deve ser torrado no óleo vegetal e depois reservado para esfriar. Agora leve a maionese, o suco de limão, o sal e a pimenta para uma tigela e misture bem. Agora pegue o pó torrado e esta mistura e misture com a melodia enlatada, coentro, cebola roxa e passas. Misture bem e sirva a deliciosa salada interessante a gosto.

Aproveitar!!

Salada de espinafre

Ingredientes

½ xícara de Manteiga

Menos de uma xícara de amêndoas descascadas

Um quilo de espinafre, cortado em pedaços

Uma xícara de cranberries, secas

1 colher de chá. Sementes de sésamo, torradas

1 colher de chá. sementes de papoula

1/2 xícara de açúcar branco

1 Cebola, picada

1 colher de chá. páprica

Cerca de 1/2 xícara de vinagre de vinho branco

Vinagre de cidra

1/2 xícara de óleo vegetal

Método

Pegue uma panela e derreta a manteiga no azeite em fogo baixo e depois misture as amêndoas e toste. E quando torrado, deixe esfriar um pouco. Agora pegue outra tigela de tamanho médio, misture as sementes de gergelim, as sementes de papoula, o açúcar, a cebola, com o vinagre de vinho branco, o vinagre de cidra e o azeite. Em seguida, misture esta mistura com os espinafres e, por fim, jogue na tigela de amêndoas torradas e os cranberries secos. Em seguida, a salada está pronta para ser servida.

Aproveitar!!

Bermudas salada de espinafre

Ingredientes

5-6 Ovos

1/2 quilo de bacon

Cerca de dois quilos de espinafre, finamente picado

3 Croutons

1 xícara de Cogumelos

1 Cebola

Uma xícara de açúcar branco

Óleo vegetal

1 colher de chá. Pimenta preta, moída

sementes de aipo

1 colher de chá. mostarda dijon

Método

Leve os ovos para uma panela e cubra a panela totalmente com água fria e depois leve a água para ferver, e depois deixe o ovo assentar na água, então deixe a panela de lado e deixe esfriar. Quando os ovos estiverem frios, descasque-os e pique-os. Agora leve os bacons para uma panela e cozinhe até dourar. Depois de cozinhá-los, escorra. Agora pegue o restante dos ingredientes e misture bem. Quando bem misturado, a salada está pronta para ser servida.

Aproveitar!!

Salada de espinafre e cogumelos

Ingredientes

1 libra Bacon, cortado em fatias

3 ovos

1 colher de chá. açúcar branco

2-3 colheres de sopa. de água

2 colheres de sopa. de vinagre de cidra

meio quilo de espinafre

Sal

Cerca de meio quilo de cogumelos, cortados em fatias

Método

Pegue uma panela grande e frite as fatias de bacon no óleo em fogo médio. Quando os toucinhos estiverem com uma cor acastanhada, esmigalhe-os e reserve e ao mesmo tempo reserve a gordura do toucinho. Agora leve os ovos para a panela e cubra com água e depois leve a água para ferver. Depois de retirar os ovos e esfriar, descasque e corte os ovos em rodelas. Agora leve o açúcar, a água, o vinagre e o sal para a panela com a gordura do bacon e aqueça bem. Agora leve todos os ingredientes com o espinafre para uma tigela grande, misture bem e assim a deliciosa salada está pronta para ser servida.

Aproveitar!!

Salada de espinafre murcho

Ingredientes

3 ovos

Meio quilo de bacon fatiado

Molho de espinafre, limpo e seco

Cerca de uma xícara de açúcar

1/2 xícara de vinagre branco

Uma xícara de vinagre de vinho tinto

3 cebolas verdes

Método

Leve os ovos para uma panela e cubra-os com bastante água fria e depois leve a água para ferver, tampando a panela. Quando os ovos estiverem prontos, deixe esfriar e, em seguida, descasque e corte os ovos em fatias ou fatias. Agora leve os bacons para a panela e cozinhe em fogo baixo. Quando os bacons estiverem dourados, transfira-os para uma tigela grande com o espinafre e a cebolinha. Despeje a gordura do bacon e o restante dos ingredientes na tigela, misture bem e a salada está pronta para ser servida.

Aproveitar!!

Couve de Bruxelas Quente, Bacon e Salada de Espinafre

Ingredientes

6-7 fatias de bacon

2 xícaras de couve de Bruxelas

1 colher de chá. Sementes de alcaravia

2 colheres de sopa. Óleo vegetal

2 colheres de sopa. vinagre de vinho branco

1/2 libra de espinafre, picado, enxaguado e seco

Método

O bacon deve ser levado para uma panela e cozido em fogo médio, até que o bacon fique dourado. Depois de cozido, esfarele e reserve. Agora os brotos devem ser cozidos no vapor até ficarem macios. Na gordura restante do bacon da panela, adicione os brotos com as sementes de alcaravia e mexa por um ou dois minutos até ficarem macios. Agora leve todos os ingredientes junto com o bacon, o espinafre para uma tigela e depois misture bem. Quando bem misturado, a deliciosa salada está pronta para servir.

Aproveitar!!

salada de brócolis

Ingredientes

1 xícara de maionese com baixo teor de gordura

2 cabeças de brócolis, frescas, cortadas em pedaços

1/2 xícara de cebola roxa, finamente picada

1/2 xícara de passas

2 colheres de sopa. vinagre de vinho branco

1 colher de chá. Açúcar branco1 xícara de sementes de girassol

Método

Leve os bacons para uma panela e cozinhe em fogo médio, até dourar. Em seguida, escorra os bacons e reserve. Agora leve todos os ingredientes para uma tigela, junto com o bacon cozido e misture bem. Quando estiverem misturados, leve à geladeira por uma ou duas horas e sirva gelado.

Aproveitar!!

salada de colheita

Ingredientes

1/2 xícara de nozes, picadas

1 maço de espinafre, limpo e rasgado em pedaços

1/2 xícara de cranberries

1/2 xícara de queijo azul, ralado ou esfarelado

2 Tomates, sem sementes e picados

1 abacate descascado e cortado em cubos

2 colheres de sopa. vinagre de vinho tinto

2 colheres de sopa. Geléia de framboesa vermelha

1 xícara de óleo de noz

Sal e pimenta preta, a gosto

Método

O forno deve ser pré-aquecido a 190C e, em seguida, as nozes devem ser dispostas em uma assadeira e tostadas até dourar. Agora pegue uma tigela e misture o espinafre, nozes, cranberries, cebola roxa, abacate, queijo azul e tomate. Depois de bem misturado, pegue outra tigela pequena e misture a geléia, o óleo de noz, a pimenta, o sal e o vinagre. Agora despeje esta mistura na salada e misture bem. Antes de servir, deixe esfriar por uma ou duas horas.

Aproveitar!!

salada verde de inverno

Ingredientes

1 maço de Folhas de Couve picadas

1 maço de folhas de couve picadas

1 alface romana, aparada

1 cabeça de repolho roxo

1 pêra

1 cebola bermuda

1 Abacate, descascado e picado

2 Cenouras, raladas

2-3 colheres de sopa. Passas de uva

Azeite

Vinagre

1 colher de chá. Mel

1 colher de chá. Orégano

1 colher de chá. mostarda dijon

1 Dente de Alho, picado

Pimenta

Método

Pegue uma tigela grande e misture as folhas de couve, couve e cenoura ralada com repolho, nozes, tomates e passas e misture tudo. Agora pegue outra tigela pequena e coloque o restante dos ingredientes nela e misture bem. Quando os ingredientes estiverem bem misturados, pegue a mistura e despeje sobre a tigela de repolhos e folhas de couve e cubra tudo bem. Assim está pronto para ser servido.

Aproveitar!!

Salada de tomate mussarela

Ingredientes

5 tomates

1 xícara de queijo mussarela, cortado em fatias

2 colheres de sopa. Azeite

2 colheres de sopa. Vinagre balsâmico

Sal e pimenta a gosto

Folhas frescas de manjericão, rasgadas em pedaços

Método

Disponha os tomates e as mussarelas em uma travessa e coloque-os de forma alternada. Agora o azeite, o vinagre, o sal e a pimenta devem ser misturados e depois despejados sobre a travessa. Antes de servir a salada, polvilhe as folhas de manjericão sobre a salada.

Aproveitar!!

Salada BLT

Ingredientes

1 quilo de bacon

1 xícara de maionese

1 colher de chá. Pó de alho

Sal e pimenta a gosto

1 cabeça de Romaine

2 Tomates

2 Croutons

Método

Os bacons devem ser cozidos em uma panela em fogo médio até que fiquem uniformemente dourados e, em seguida, escorra-os e reserve. Agora pegue um processador de alimentos e processe a maionese, o leite, o alho em pó, a pimenta, até obter uma textura lisa. Assim está pronto o molho da salada. Agora jogue a alface, bacon cozido, tomate e croutons em uma tigela e despeje o molho e cubra-os adequadamente. Antes de servir, deixe esfriar por uma ou duas horas.

Aproveitar!!

bela salada

Ingredientes

1 maço de folhas de espinafre baby

2 cebolas roxas

1 lata de tangerina, escorrida

1 xícara de cranberries, secas

½ xícara de queijo Feta, esfarelado

1 xícara de mix de molho vinagrete para salada

Método

Leve todos os ingredientes, exceto a mistura do molho para salada, para uma tigela grande e misture bem. Quando os ingredientes estiverem bem misturados, polvilhe a mistura do molho sobre a tigela de salada e assim a bela salada está pronta para ser servida.

Aproveitar!!

Salada de tangerina de amêndoa

Ingredientes

1/2 libra de bacon

2 colheres de chá. vinagre de vinho branco

1 colher de chá. Mel

1 colher de chá. mostarda quente

1 colher de chá. sal de aipo

1 colher de chá. páprica

1 Alface de folha roxa

1 lata de tangerina, escorrida

2 Cebolinhas verdes, cortadas em rodelas

1 xícara de amêndoa, prateada

Método

Pegue uma panela e cozinhe o bacon, tampando-os, até que fiquem com uma cor marrom. Para preparar o molho para salada, misture o mel, o vinagre, a mostarda com o sal de aipo, a páprica e o azeite. Agora a alface, as laranjas, os bacons cozidos e as amêndoas prateadas devem ser jogados em uma tigela e, em seguida, despeje o molho da salada por cima e misture bem para que fiquem bem cobertos. Antes de servir a salada, deixe esfriar por uma hora.

Aproveitar!!

Salada de atum e tangerina

Ingredientes

Azeite

1 lata de atum

1 pacote de mix de verduras baby

1 maçã granny smith, descascada e picada

1 lata de tangerina

Método

Aquece-se o azeite e salteia-se o atum até ficar bem cozido. Agora pegue uma tigela e misture as verduras com o atum salteado, as maçãs e as laranjas. Assim, a salada está pronta para ser servida.

Aproveitar!!

Salada de macarrão e atum

Ingredientes

1 pacote de macarrão

2 latas de atum

1 xícara de maionese

Sal e pimenta a gosto

1 pitada de alho em pó

1 pitada de orégano, seco

1 Cebola, finamente ralada

Método

Leve água com sal a uma panela e deixe ferver e depois acrescente o macarrão e cozinhe-os, depois de cozidos escorra o macarrão e deixe esfriar. Agora as latas de atum devem ser misturadas com o macarrão cozido e depois acrescente a maionese e misture bem. Agora adicione o restante dos ingredientes à mistura e misture bem. Quando todos os ingredientes estiverem misturados, deixe-os esfriar por cerca de uma ou duas horas. Assim está pronta a ser servida a deliciosa salada de atum.

Aproveitar!!

salada asiática

Ingredientes

2 pacotes de macarrão ramen

1 xícara de amêndoas descascadas e prateadas

2 colheres de chá. sementes de Sesamo

1/2 xícara de manteiga

1 cabeça de repolho Napa, picada

1 maço de cebolinha verde, picada

¼ xícara de óleo vegetal

2-3 colheres de chá. açúcar branco

2 colheres de chá. Molho de soja

Método

Pegue uma panela e aqueça a manteiga ou margarina e em seguida despeje o macarrão instantâneo, as sementes de gergelim e as amêndoas nela em fogo baixo e cozinhe-os, até dourar. Quando estiverem cozidos, deixe-os arrefecer. Agora pegue uma panela pequena e despeje o óleo vegetal, o açúcar e o vinagre e deixe ferver por cerca de um minuto e depois esfrie e, quando esfriar, adicione o molho de soja. Pegue uma tigela e misture todos os ingredientes junto com o macarrão ramen cozido e a mistura de açúcar e misture bem. Antes de servir a salada, deixe esfriar por uma hora ou mais.

Aproveitar!!

Salada asiática de macarrão com frango

Ingredientes

1 pacote de macarrão Rotelle

2 peitos de frango, sem osso, cortados em pedaços, cozidos

2-3 colheres de sopa. Óleo vegetal

Sal

2-3 cenouras raladas

1/2 libra de cogumelos

1/2 cabeça de brócolis

1/2 cabeça de couve-flor

Água

2 colheres de chá. Molho de soja

2 colheres de chá. óleo de gergelim

Método

Leve água com sal em uma panela e leve para ferver, agora adicione o pacote de macarrão e cozinhe-os. Quando estiver cozido, escorra a massa e reserve. Agora pegue uma panela e cozinhe as cenouras com sal até ficarem crocantes e macias. Agora pegue uma tigela e acrescente o macarrão, a cenoura com os peitos de frango e misture bem. Agora cozinhe os cogumelos e leve para a tigela e depois adicione o restante dos ingredientes e misture bem. Sirva a salada gelada.

Aproveitar!!

Salada Cobb

Ingredientes

4-5 fatias de bacon 2 ovos

1 cabeça de alface americana

1 peito de frango

2 Tomates, fatiados

¼ xícara de queijo azul, ralado

2 cebolas verdes, fatiadas

Uma garrafa de molho para salada

Método

Coza os ovos, descasque e pique. Frite o bacon e o frango, separadamente, até dourar. Desmoronar. Pouco antes de servir, misture todos os ingredientes em uma tigela grande e misture bem. Sirva sem demora.

Aproveitar!!

Receita de salada de rúcula com milho e bacon

Ingredientes

4 grãos grandes

2 xícaras de rúcula picada

4 tiras de bacon

1/3 xícara de cebolinha verde picada

1 Colher de Sopa. azeite

1 Colher de Sopa. vinagre de vinho

1/8 colher de chá. cominho

Sal e pimenta preta

Método

Aqueça o milho, com a casca, também na grelha para dar um sabor defumado, por 12-15 minutos. Em uma bacia de tamanho médio, misture o milho, a rúcula, o bacon e a cebola. Em uma bacia separada, bata o vinagre, o óleo, o sal e a pimenta. Misture a cobertura na salada antes de servir e sirva sem demora.

Aproveitar!

Receita de Salada de Black Eyed Pea

Ingredientes

2 xícaras de feijão-fradinho seco

230 gramas de queijo feta

230 gramas de tomate seco

1 xícara de azeitonas pretas Kalamata

Cebola verde finamente picada

Dente de alho picado

1 maço grande de espinafre picado

Sumo e raspa de um limão

Método

Cozinhe as ervilhas em água com sal até terminar. Escorra e lave com água fria. Em uma tigela misture todos os ingredientes menos o suco de limão. Adicione o suco de limão pouco antes de servir e sirva imediatamente.

Aproveitar!

Receita de salada de rúcula com beterraba e queijo de cabra

Ingredientes

Ingredientes da Salada:

2 Beterrabas Descascadas

Punhado de folhas de rúcula

½ xícara de queijo de cabra, esfarelado

½ xícara de Nozes, picadas

Ingredientes do molho:

¼ xícara de Azeite

½ Limão

¼ colher de chá. Mostarda seca em pó

¾ colher de chá. Açúcar

Sal e pimenta

Método

Para o molho, combine ¼ colher de chá. de mostarda em pó, ¾ colher de chá. de açúcar, ½ limão e ¼ xícara de azeite, sal e pimenta a gosto. Junte um punhado de folhas de rúcula, algumas julianas de beterraba, queijo de cabra esfarelado e nozes picadas. Cubra com o molho antes de servir. Sirva sem demora.

Aproveitar!

Receita de salada de repolho asiática

Ingredientes

1 xícara de manteiga de amendoim cremosa

6 colheres de sopa. óleo vegetal

½ colher de chá. óleo de gergelim torrado

4 colheres de sopa. vinagre de arroz temperado

4 xícaras de repolho em fatias finas

½ xícara de cenoura ralada

¼ xícara de amendoim torrado pelado

Método

Adicione a manteiga de amendoim em uma tigela média e adicione o óleo de gergelim torrado e bata até ficar bem macio. Toste o amendoim para obter um sabor ainda melhor com apenas um minuto de torra. Transfira o amendoim da panela para uma tigela grande. Misture as cenouras, o repolho e o amendoim e quaisquer outros ingredientes que você queira adicionar e sirva sem demora.

Aproveitar!

Receita de salada de macarrão asiático

Ingredientes

280 gramas de macarrão chinês

1/3 xícara de molho de soja

3 xícaras de floretes de brócolis

115 gramas de broto de feijão verde

3 cebolas em rodelas finas,

1 pimentão vermelho

1/4 de repolho volumoso em fatias finas

1 cenoura grande descascada

Método

Despeje 4 copos de água em uma panela enorme, adicione macarrão chinês. Misture o macarrão constantemente enquanto cozinha. Certifique-se de seguir as instruções da embalagem do macarrão, se estiver usando macarrão chinês, eles devem ser feitos após 5 minutos de cozimento. Escorra o macarrão, lave com água fria para parar o cozimento, estenda o macarrão em uma assadeira para secar ao ar. Adicione florzinhas de brócolis e água suficiente para chegar ao nível do vaporizador. Tampe e cozinhe no vapor por 4 minutos. Combine todos os ingredientes em uma tigela. Sirva sem demora.

Aproveitar!

Receita de salada de alcachofra com aspargos

Ingredientes

1 cebola grande em fatias finas

3 colheres de sopa. suco de limão

450 gramas de espargos grossos

2 colheres de sopa. azeite

1 colher de chá. pó de alho

1 litro de uva

Método

Primeiro mergulhe as cebolas fatiadas no suco de limão e asse os aspargos em forno pré-aquecido a 400 graus F. Para as lanças de aspargos, adicione 1 colher de sopa. de azeite e salgue-os bem. Coloque em uma única camada em uma assadeira forrada com papel alumínio e cozinhe por 10 minutos até dourar levemente. Para grelhar os espargos, organize o seu grelhador a carvão em temperatura alta, entre 5 a 10 minutos. Retire os aspargos da grelha e corte em pedaços pequenos, coloque os aspargos e todos os ingredientes em uma tigela grande e misture para combinar e sirva sem demora.

Aproveitar!

Salada de espargos com receita de camarão

Ingredientes

450 gramas de espargos

226 gramas de salada de camarão rosa

¼ xícara de azeite extra virgem

1 dente de alho picado

1 Colher de Sopa. suco de limão

1 Colher de Sopa. salsa picada

Sal e pimenta preta

Método

Leve uma panela média de água para ferver. Adicione os aspargos à água fervente e ferva por 3 minutos. Se estiverem pré-cozidos, retire após 30 segundos. Se os camarões estiverem crus, ferva-os por 3 minutos, até ficarem bem cozidos. Retire os camarões e coloque-os em uma tigela grande. Corte os aspargos finamente na diagonal. Corte as pontas dos aspargos em uma só peça. Adicione os ingredientes restantes e misture. Adicione sal e pimenta preta a gosto. Adicione mais suco de limão se desejar, a gosto e sirva sem demora.

Aproveitar!

Salada de frutas com pêssego e mirtilo com receita de tomilho

Ingredientes

4 pêssegos

4 nectarinas

1 xícara de mirtilos

2 colheres de chá. de tomilho fresco picado

1 colher de chá. de gengibre, ralado

¼ xícara de suco de limão

1 colher de chá. de raspas de limão

1/2 xícara de água

¼ xícara de açúcar

Método

Coloque a água e o açúcar em uma panela e aqueça para ferver e cozinhe o líquido é reduzido pela metade em xarope simples, deixe esfriar. Pique as nectarinas e os pêssegos e junte-os numa bacia com os mirtilos. Despeje sobre a calda resfriada. Adicione as raspas de limão, tomilho, suco de limão e gengibre. Bata no liquidificador e cubra com filme plástico, leve à geladeira e deixe macerar por uma hora. Sirva sem demora.

Aproveitar!

Receita de Salada de Brócolis

Ingredientes

sal

6 xícaras de floretes de brócolis

1/2 xícara de amêndoas torradas

1/2 xícara de bacon cozido

¼ xícara de cebola picada

1 xícara de ervilhas congeladas descongeladas

1 xícara de maionese

vinagre de maçã

¼ xícara de mel

Método

Traga uma panela enorme de água, salgada com uma colher de chá. de sal, para ferver. Adicione os floretes de brócolis. Cozinhe por 2 minutos, dependendo de quão crocante você deseja o brócolis. 1 minuto vai deixar o brócolis com cor esverdeada brilhante, e deixar ainda bem crocante. Defina o seu regulador e não cozinhe por mais de 2 minutos. Combine floretes de brócolis, bacon esmigalhado, amêndoas, cebola picada e ervilhas em uma grande bacia de servir em uma bacia de pudim separada, bata maionese, vinagre e mel e vire para misturar bem. Refrigere bem antes. Sirva sem demora.

Aproveitar!

Receita de salada de brócolis com molho de laranja e cranberry

Ingredientes

2 colheres de sopa. vinagre balsâmico

½ xícara de cranberries açucarados secos

2 colheres de chá. mostarda integral

2 colheres de sopa. vinagre de vinho tinto

1 dente de alho

½ xícara de suco de laranja

2-3 fatias de raspas de laranja

sal Kosher

6 colheres de sopa. óleo vegetal

¼ xícara de maionese

½ cabeça de repolho

2-3 cebolas verdes

¼ xícara de cranberries secas

2-3 fatias de casca de laranja ralada

Método

Adicione o vinagre de vinho tinto e o vinagre balsâmico, a mostarda, os cranberries secos, o mel, o alho, o suco de laranja, as raspas de laranja e o sal em um processador de alimentos e bata até obter um purê macio. Adicione gradualmente o óleo vegetal, enquanto mistura, para formar uma boa mistura. Em seguida, adicione a maionese e pulse até combinado. Adicione talos de brócolis ralados, cenouras, cranberries secas, raspas de laranja e sal kosher em uma tigela. Adicione o molho e misture bem, até que o molho esteja distribuído uniformemente. Sirva sem demora.

Aproveitar!

Salada de Abacate com Tomates Heirloom

Ingredientes

1 1/2 abacates fatiados e descascados

1 1/2 tomates, fatiados

2 cebolas verdes fatiadas ou cebolinha fresca picada

Suco de limão de uma fatia

Uma pitada de sal grosso

Método

Disponha as fatias de abacate e tomate em um prato. Regue o suco de limão sobre a cebolinha e o sal grosso. Retire o caroço de metade de um abacate ainda com casca e retire a polpa para uma tigela. Adicione o tomate e a cebolinha preparada e misture bem. Sirva sem demora.

Aproveitar!

Receita de salada de frutas cítricas com cardamomo

Ingredientes

1 enorme toranja rosa rubi

3 combinações de laranjas umbigo ou laranjas umbigo ou tangerina, laranjas sanguíneas e/ou tangerinas

¼ xícara de mel

2 colheres de sopa. limão fresco ou suco de lima

1/4 colher de chá. de cardamomo moído

Método

Primeiro descasque a fruta, corte as membranas dos gomos com uma faca afiada. Junte os segmentos descascados em uma tigela de adição. Conduza qualquer excesso de suco da fruta para uma panela pequena. Adicione o mel, o suco de limão e o cardamomo à panela. Ferva por 10 minutos e depois retire do fogo e deixe esfriar em temperatura ambiente. Deixe repousar por 15 minutos ou coloque no gelo até ficar pronto. Sirva sem demora.

Aproveitar!

Receita de salada de milho com alcaparras

Ingredientes

6 espigas de milho doce

¼ xícara de azeite

Vinagre de cereja

Pimenta preta

1 ½ colher de chá. sal kosher

½ colher de chá. açúcar

3 tomates sem sementes picados

½ xícara de cebolinha fatiada

230 gramas de mussarela fresca

folhas de manjericão

Método

Arrume sua grelha em fogo alto e coloque as espigas de milho em suas cascas diretamente na grelha. Cozinhe por 15 minutos, não há necessidade de mergulhar o milho na água primeiro se o milho for fresco. Se você quiser queimar o próprio milho, remova algumas das cascas de milho externas primeiro, para que haja menos camada de cuidado ao redor do milho. Pegue uma tigela grande e misture o milho, a mussarela, a cebolinha, os tomates e o molho. Logo antes de servir, misture o manjericão recém-cortado. Sirva sem demora.

Aproveitar!

Salada de raiz de aipo

Ingredientes

½ xícara de maionese

2 colheres de sopa. mostarda, Dijon

1 Colher de Sopa. suco de limão

2 colheres de sopa. salsa, picada

545 g de raiz de aipo igualmente cortada em quartos, descascada e ralada grosseiramente antes de misturar

½ maçã verde azeda, descascada, sem caroço, cortada em juliana

Sal e pimenta moída

Método

Misture a maionese com a mostarda junto com o suco de limão e a salsa em uma tigela. Crinkle raiz de aipo com maçã e tempere com sal e pimenta, embrulhe e leve à geladeira até esfriar, 1 hora.

Aproveitar!

Salada de Feta com Pepino e Tomate Cereja

Ingredientes

2 ou 3 xícaras de tomate cereja, cortados em duas metades

1 xícara de pepino picado, descascado

1/4 xícara de queijo esfarelado, feta

1 Colher de Sopa. folhas chifonadas de menta

1 Colher de Sopa. orégano, fresco, picado

1 Colher de Sopa. suco de limão

2 colheres de sopa. chalotas ou cebolinhas, picadas finamente

2 colheres de sopa. azeite

Sal

Método

Misture delicadamente os tomates cereja junto com pepino, queijo, cebola, hortelã e orégano juntos. Decore com suco de limão e sal e pimenta junto com azeite.

Aproveitar!

Receita de salada de pepino com hortelã e feta

Ingredientes

453 gramas de pepinos em fatias finas

¼ de cebola roxa em fatias finas e cortada em segmentos extensos de 1 polegada

2 - 3 rabanetes vermelhos em fatias finas

10 folhas de hortelã em fatias finas

vinagre branco

Azeite

¼ de quilo de queijo feta

pimenta moída na hora e sal

Método

Em uma tigela de tamanho médio, misture delicadamente os pepinos fatiados, as folhas de hortelã, os rabanetes, a cebola roxa com um pouquinho de vinagre branco e azeite, sal e pimenta moída na hora para dar sabor. Pouco antes de servir, agite os pedaços de queijo feta esfarelados. Sirva imediatamente antes de qualquer atraso.

Aproveitar!

Receita de Salada Orzo de Tomate Cereja

Ingredientes

230 gramas de massa orzo

Sal e Pimenta Preta a gosto

1 litro cortado ao meio tomate cereja vermelho

1 litro cortado ao meio tomate cereja amarelo

¼ xícara de azeite

230 gramas de queijo feta esfarelado

1 pepino grande picado e descascado

2 cebolas verdes em rodelas finas

orégano fresco picado

Método

Encha uma panela grande com água e deixe ferver. Adicione o orzo, mexendo para não grudar no fundo da panela. Cozinhe em fogo alto até ficar al dente, bem maduro, mas ainda um pouco firme. Misture com o restante dos ingredientes, o tomate, o orégano, o queijo feta, a cebolinha, o pepino e a pimenta-do-reino. Sirva sem demora.

Aproveitar!

Receita de salada de pepino com uvas e amêndoas

Ingredientes

¼ xícara de amêndoas laminadas

1 libra de pepinos descascados

sal

1 colher de chá. alho, picado

20 uvas verdes fatiadas

2 colheres de sopa. azeite

1 xerez ou vinagre de vinho branco

2 colheres de chá. cebolinha picada, para decorar

Método

Fatie os pepinos no sentido do comprimento. Use uma colher para retirar as sementes no meio, descarte as sementes. Se estiver usando pepinos ligeiramente grandes, corte-os novamente no sentido do comprimento. Misture para revestir o sal uniformemente no pepino. Toste as amêndoas fatiadas em uma panela pequena em fogo brando, virando-as com frequência, retire para uma tigela para esfriar. Misture as amêndoas, pepinos, uvas, alho, azeite e vinagre em uma tigela grande e adicione mais sal a gosto. Decore com cebolinha e sirva sem demora.

Aproveitar!

Receita de Salada de Quinoa com Hortelã e Pepino

Ingredientes

1 xícara de quinua

2 xícaras de água

½ colher de chá. sal kosher

1 pepino grande descascado

¼ xícara de hortelã em fatias finas

1 cebola verde em fatias finas

4 colheres de sopa. vinagre de arroz

azeite

1 abacate descascado

Método

Coloque a quinoa em uma panela de tamanho médio, despeje a água. Adicione meia colher de chá. de sal, reduza para lume brando. Deixe a quinoa cozida esfriar até a temperatura ambiente. Você pode esfriar a quinoa rapidamente espalhando-a em uma assadeira. Corte o pepino em fatias longas. Agite com vinagre de arroz temperado e vire novamente. Dobre suavemente o abacate picado se estiver usando e sirva sem demora.

Aproveitar!

Receita de cuscuz com pistache e damasco

Ingredientes

½ xícara de cebola roxa picada

¼ xícara de suco de limão

1 caixa de cuscuz

2 colheres de sopa. azeite

½ xícara de pistache cru

10 damascos secos picados

1/3 xícara de salsa picada

Método

Coloque a cebola picada em uma tigela pequena. Despeje o suco de limão sobre as cebolas reservadas e deixe as cebolas de molho no suco de limão. Toste os pistaches em uma panela pequena em fogo brando até dourar. Coloque 2 xícaras de água em uma panela média e deixe ferver. Adicione uma colher de sopa. de azeite e uma colher de chá. de sal à água; adicione o cuscuz e cozinhe tampado por 5-6 minutos. Junte os pistaches, os damascos picados e a salsinha. Misture a cebola roxa e o suco de limão. Sirva sem demora.

Aproveitar!

Receita de salada de repolho

Ingredientes

½ Repolho, fatiado

½ Cenoura, fatiada

2 – 3 Cebolinhas, fatiadas

3 colheres de sopa. Maionese

½ colher de chá. mostarda amarela

2 colheres de sopa. Vinagre de arroz

Açúcar a gosto

Sal e pimenta a gosto

Método

Combine todos os legumes fatiados em uma tigela. Para fazer o molho, misture a maionese, a mostarda amarela e o vinagre de arroz. Pouco antes de servir, regue o molho sobre os legumes e polvilhe com um pouco de sal, pimenta e açúcar. Sirva sem demora.

Aproveitar!

Receita de salada de ervilha fria

Ingredientes

453 gramas de ervilhas petite congeladas, não descongele

170 gramas de amêndoas de fumeiro picadas, lavadas para tirar o excesso de sal, de preferência à mão

½ xícara de cebolinha verde picada

230 gramas de castanhas d'água picadas

2/3 xícara de maionese

2 colheres de sopa. caril em pó amarelo

sal a gosto

pimenta a gosto

Método

Combine as cebolas verdes congeladas, ervilhas, amêndoas e castanhas de água. Misture a maionese e o curry em pó em uma tigela separada. Dobre suavemente a combinação de maionese em ervilhas. Polvilhe sal e pimenta-do-reino moída na hora para dar sabor. Sirva sem demora.

Aproveitar!

Receita de salada de iogurte com pepino

Ingredientes

2 pepinos descascados e fatiados, cortados em quartos no sentido do comprimento

1 copo de iogurte natural

1 colher de chá. um par de colheres de chá ou endro seco de endro fresco

sal a gosto

pimenta a gosto

Método

Primeiro experimente os pepinos para se certificar de que não estão azedos. Se o pepino estiver azedo, mergulhe as fatias de pepino em água salgada por meia hora, ou mais, até que o amargor desapareça, depois enxágue e escorra antes de usar. Para preparar a salada, basta misturar delicadamente os ingredientes. Agite ou polvilhe com sal e polvilhe pimenta para dar sabor. Sirva sem demora.

Aproveitar!

Receita de salada grega do papai

Ingredientes

6 colheres de sopa. azeite

2 colheres de sopa. suco de limão fresco

½ colher de chá. alho fresco picado

4 colheres de sopa de vinagre de vinho tinto

½ colher de chá. orégano seco

½ colher de chá. endro

Sal e pimenta-do-reino moída na hora

3 tomates volumosos sem sementes

¾ pepino descascado e picado grosseiramente

½ cebola roxa descascada e picada

1 pimenta malagueta picada grosseiramente

½ xícara de azeitonas pretas sem caroço picadas

Um monte de 1/2 xícara de queijo feta esfarelado

Método

Misture o vinagre, o azeite, o alho, o suco de limão, o orégano e o endro até ficar homogêneo. Tempere a gosto com sal e pimenta-do-reino moída na hora. Combine os tomates, juntamente com pepino, cebola, pimentão, azeitonas em uma tigela. Polvilhe o queijo e sirva sem demora.

Aproveitar!

Receita de salada de batata do papai

Ingredientes

4 batatas Russet médias descascadas

4 colheres de sopa. suco de picles de endro kosher

3 colheres de sopa. picles de endro finamente picado

¼ xícara de salsinha picada

½ xícara de cebola roxa picada

2 talos de aipo

2 cebolinhas picadas

½ xícara de maionese

2 colheres de chá. mostarda dijon

Sal kosher e pimenta-do-reino moída a gosto

Método

Coloque as batatas descascadas e cortadas em uma panela grande. Cubra com uma polegada de água salgada. Coloque a panela de água para ferver. Cozinhe por 20 minutos até ficar macio. Retire da panela, deixe esfriar até ficar morno. Adicione o aipo, a salsa, a cebolinha e o ovo cozido, a cenoura e o pimentão vermelho. Parte pequena bacia, misture a maionese com a mostarda. Polvilhe sal e pimenta a gosto. Sirva sem demora.

Aproveitar!

Receita de salada de endívia com nozes, peras e gorgonzola

Ingredientes

3 cabeças de endívia cortadas primeiro no sentido do comprimento, depois transversalmente em fatias de ½ polegada

2 colheres de sopa. nozes picadas

2 colheres de sopa. gorgonzola esfarelada

1 pêra Bartlett sem caroço e picada,

2 colheres de sopa. azeite

2 colheres de chá. vinagre de cidra

Polvilhe sal kosher e pimenta-do-reino moída na hora

Método

Coloque a endívia picada em uma tigela grande. Adicione o gorgonzola esfarelado, as nozes e as peras picadas, pique as peras e as nozes mais finamente. Vire para combinar, regue a salada com azeitona e um pouco de queijo azul esfarelado nas folhas de endívia, como encher barquinhos, para aperitivos. Polvilhe o vinagre de cidra sobre a salada. Misture para combinar. Tempere a gosto com uma pitada de sal e pimenta. Sirva sem demora.

Aproveitar!

Receita de salada de erva-doce com vinagrete de menta

Ingredientes

1 bulbo grande de funcho

1 ½ colher de chá. açúcar

suco de 2 limões

¼ xícara de azeite

½ colher de chá. mostarda

½ colher de chá. sal

1 maço de hortelã fresca picada

2 chalotas picadas

Método

Junte o vinagrete. Coloque o suco de limão, cebola, sal, mostarda, açúcar e hortelã em uma batedeira e pulse brevemente para combinar. Com o motor ligado, misture o azeite até ficar bem misturado. Usando um bandolim, raspe a erva-doce em um pedaço de 1/8 de polegada começando pela parte inferior do bulbo. Não se preocupe em retirar o caroço do bulbo de erva-doce, é evitável. Se você não tiver um bandolim, corte o bulbo o mais fino possível. Corte algumas folhas de erva-doce também para misturar com a salada. Sirva sem demora.

Aproveitar!

Receita de salada de erva-doce, radicchio e endívia

Ingredientes

Salada

1 cabeça de radicchio

3 endívias belgas

1 bulbo grande de funcho

1 xícara de queijo parmesão ralado grosso

Vestir

3 colheres de sopa. folhas de erva-doce

½ colher de chá. mostarda

3 colheres de chá. cebola picada

2 colheres de sopa. suco de limão

1 colher de chá. sal

1 colher de chá. açúcar

1/3 xícara de azeite

Método

Corte a cabeça do radicchio ao meio e depois em quartos. Pegue cada quarto e corte fatias de cerca de meia polegada de espessura transversalmente no radicchio, da ponta em direção ao núcleo. Corte fatias finas de cada quarto em direção ao núcleo. Misture todos os legumes cortados em uma tigela grande com o parmesão ralado. Adicione o suco de limão, mostarda, cebola, sal e açúcar. Regue o azeite e bata o molho por 45 segundos. Sirva sem demora.

Aproveitar!

Salada festiva de beterraba cítrica com receita de couve e pistache

Ingredientes

10 mix de beterraba vermelha

3 laranjas sanguíneas

1 maço de couve em fatias finas

1 xícara de pistache torrado picado grosseiramente

¼ xícara de folhas de hortelã picadas

3 salsa italiana picada

Vestir:

2 colheres de sopa. suco de limão

1/2 xícara de azeite extra virgem de qualidade

2 alcaparras picadas grosseiramente

Sal e pimenta a gosto

Método

Cozinhe as beterrabas separadamente por cor. Coloque cada lote de beterraba em um recipiente e cubra com cerca de 2,5 cm de água. Adicione um pouco de colher de chá. de sal. Enquanto as beterrabas cozinham, organize o molho. Coloque todos os ingredientes do molho em um recipiente e agite até misturar bem. Prepare a salada colocando a beterraba, a salsa, sobre a couve, polvilhando com os pistácios torrados picados. Sirva coberto com o molho preparado.

Aproveitar!

Receita de Salada de Beterraba Dourada e Romã

Ingredientes

3 beterrabas de pelo dourado

1 xícara de cebola roxa picada

¼ xícara de vinagre de vinho tinto

¼ xícara de caldo de galinha

1 xícara de açúcar

½ colher de chá. casca de laranja ralada

¼ xícara de sementes de romã

Método

Cozinhe as beterrabas e asse-as a 375 graus F por uma hora e deixe esfriar. Descasque e pique em cubos de meio centímetro. Em uma frigideira de tamanho médio em fogo alto, cebola, vinagre, caldo, açúcar e casca de laranja e leve para ferver, mexendo sempre, até que o líquido seja reduzido a colheres de sopa, cerca de 5 minutos. Misture sementes de romã na combinação de beterraba e sal a gosto. Sirva sem demora.

Aproveitar!

Deliciosa salada de milho e feijão preto

Ingredientes

1 Colher de Sopa. mais 3 colheres de sopa. azeite

1/2 cebola, picada

1 xícara de grãos de milho, de cerca de 2 espigas de milho

12 colheres de sopa. coentro picado

1 15 1/2 onças. lata de feijão preto, escorrido e enxaguado

1½ tomates, cerca de 0,5 lbs., Sem caroço, sem sementes e picados

1 ½ colher de sopa. vinagre de vinho tinto

1 colher de chá. mostarda dijon

Sal e pimenta

Método

Mantenha o forno pré-aquecido a 400 graus F. Coloque 1 colher de sopa. óleo em uma frigideira antiaderente e aqueça em fogo alto. Refogue as cebolas até ficarem macias. Adicione os grãos de milho e continue mexendo até ficar macio. Coloque a frigideira no forno pré-aquecido e grelhe até que os legumes fiquem dourados, mexendo sempre. Isso levará cerca de 20 minutos. Retire imediatamente para um prato e deixe esfriar. Coloque a mistura de milho resfriada em uma tigela e adicione os tomates, coentro e feijão e misture bem. Em uma tigela pequena, despeje o vinagre, a mostarda, a pimenta e o sal e misture bem até que o sal se dissolva. Adicione lentamente as 3 colheres de sopa. óleo e continue mexendo até que todos os ingredientes estejam bem incorporados. Despeje este molho sobre a mistura de milho e sirva imediatamente.

Aproveitar!

Salada De Brócolis Crocante

Ingredientes

4 fatias de bacon

1/2 brócolis cabeça grande

1/2 cebola roxa pequena, picada, 1/2 xícara

3 colheres de sopa. passas douradas

3 colheres de sopa. maionese

1 ½ colher de sopa. vinagre balsâmico branco

2 colheres de sopa. mel

Sal e pimenta

Método

Doure as fatias de bacon em uma frigideira até ficarem crocantes. Escorra em uma toalha de cozinha e esfarele em pedaços de meia polegada. Fique de lado. Separe as florzinhas dos brócolis e pique o caule em pedaços pequenos. Coloque em uma tigela grande e misture com as passas e a cebola. Em outra tigela, misture o vinagre e a maionese e misture até ficar homogêneo. Despeje o mel e tempere com sal e pimenta. Pouco antes de servir, despeje o molho sobre a mistura de brócolis e misture bem. Cubra com o bacon esfarelado e sirva imediatamente.

Aproveitar!

Salada estilo bistrô

Ingredientes

1 ½ colher de sopa. nozes finamente picadas

2 ovos grandes

Spray para cozinhar

1 fatia de bacon cru

4 xícaras de salada gourmet

2 colheres de sopa, 0,5 onça de queijo azul esfarelado

1/2 pêra Bartlett, sem caroço e em fatias finas

½ colher de sopa. vinagre de vinho branco

1/2 colher de sopa. azeite extra virgem

1/4 colher de chá. estragão seco

1/4 colher de chá. mostarda dijon

2 fatias de pão francês de 2,5 cm de espessura, baguete, tostadas

Método

Asse as nozes em uma frigideira pequena até que um aroma preencha a cozinha. Isso deve levar cerca de 3-4 minutos ao cozinhar em fogo alto. Retire e reserve. Pulverize 2 xícaras de creme de 6 onças com o spray de cozinha. Quebre um ovo em cada copo de creme. Usando um filme plástico, cubra os dois e leve ao micro-ondas por 40 segundos ou até que os ovos estejam firmes. Reserve por 1 minuto e retire sobre papel toalha. Doure o bacon em uma frigideira até ficar crocante. Escorra e esfarele. Reserve a gordura. Em uma tigela grande, misture o bacon esfarelado, as nozes torradas, as verduras, o queijo azul e a pêra. Em outra tigela pequena, misture cerca de 1 colher de chá. de gordura, vinagre, óleo, estragão e mostarda e bata até combinado. Pouco antes de servir, regue o molho sobre a salada e sirva com o ovo e a baguete francesa ao lado.

Aproveitar!

www.ingramcontent.com/pod-product-compliance
Lightning Source LLC
Chambersburg PA
CBHW070405120526
44590CB00014B/1259